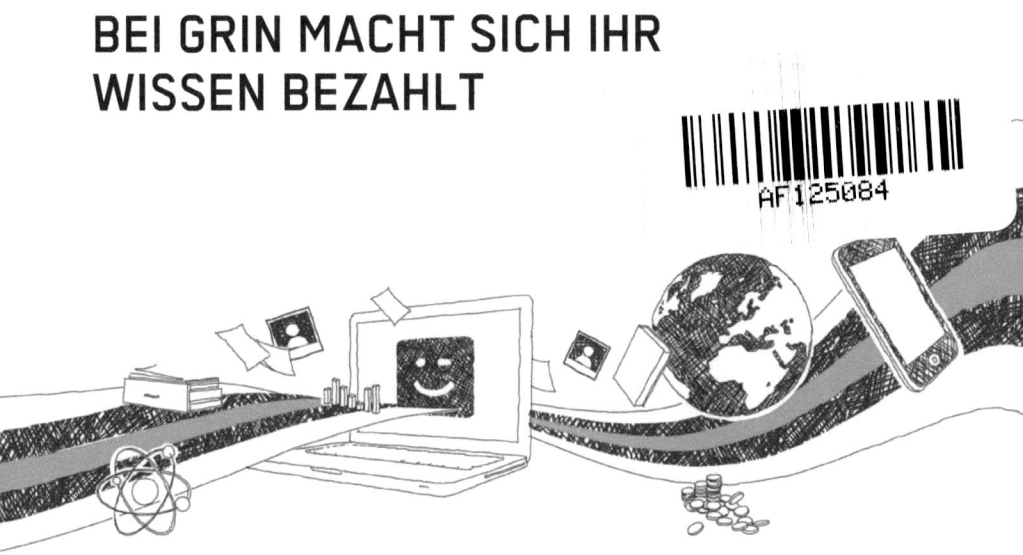

Bibliografische Information der Deutschen Nationalbibliothek:

Die Deutsche Bibliothek verzeichnet diese Publikation in der Deutschen National-
bibliografie; detaillierte bibliografische Daten sind im Internet über http://dnb.d-
nb.de/ abrufbar.

Impressum:

Copyright © 2018 GRIN Verlag
Druck und Bindung: Books on Demand GmbH, Norderstedt Germany
ISBN: 9783668878624

Dieses Buch bei GRIN:

https://www.grin.com/document/459315

Kevin Rheinfelder

Steigerung der Lebensqualität von Senioren durch Arzneimitteltherapiesicherheit

GRIN Verlag

Inhaltsverzeichnis

TEIL A: Einleitung

Ausgangssituation

Derzeit leite ich einen ambulanten Pflegedienst mit 250 Patienten und 54 Mitarbeitern. Die Patienten haben ein Durchschnittsalter von 76 Jahren. Von diesen 250 Patienten bekommen derzeit ca. 150 Patienten Medikamente und davon wiederum 138 Patienten mehr als 3 verschiedene Medikamente am Tag.

Daher interessiert mich das Thema Arzneimitteltherapiesicherheit in der ambulanten Alten- und Krankenpflege, um die Versorgung der Patienten mit Medikamenten zu verbessern und die Lebensqualität dieser dadurch zu erhöhen.

Einleitung

Die letzten Jahre haben gezeigt, wie wichtig die Zusammenarbeit zwischen den einzelnen Beteiligten im Gesundheitswesen, die am Prozess der Arzneimitteltherapie von Patienten beteiligt sind, ist (vgl. Kandelhardt, Schnurrer 2009). Nur durch diese Zusammenarbeit ist es möglich, die Risiken dieser Therapie zu erkennen und zu minimieren.

Dies gestaltet sich dahingehend als große Herausforderung, da die Akteure nicht zwingend voneinander und von der gegenseitigen Behandlungsstrategie wissen. Wenn man beispielsweise einen Patienten versorgt, der sowohl beim Hausarzt, als auch bei verschiedenen Fachärzten (Neurologe, Urologe, etc.) in medizinischer Behandlung ist, so werden die jeweiligen Ärzte die Medikamente für ihre eigene Therapie anordnen, ohne zu wissen, welche Präparate der Patient unter Umständen bereits nimmt. Somit ist auch nicht klar, welche Wechselwirkungen sich durch die einzelnen Therapien ergeben. Einzig das Pflegepersonal, welches die Medikamente verabreicht, hat die Übersicht über die gesamte Medikation, jedoch nicht den ausreichenden pharmakologischen Hintergrund zur Beurteilung des Zusammenwirkens der Medikamente. Hier stellt sich also der Apotheker als wichtiges Bindeglied zwischen verordnenden Ärzten und verabreichenden Pflegepersonen dar. Aber auch hier stellt sich die Frage, was passiert, wenn der Patient seine Rezepte nicht immer in der gleichen Apotheke einlöst? Eine komplette Übersicht der Medikation ist dann auch dem Apotheker nicht mehr möglich. Die Problematik wird in der Grafik dargestellt.

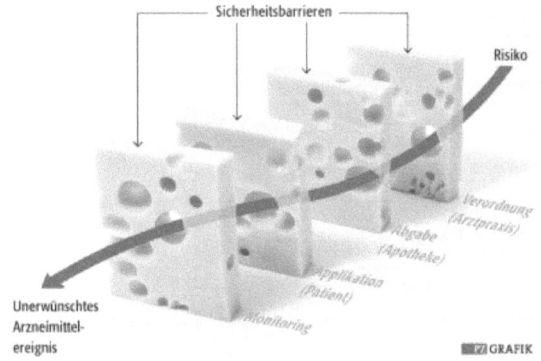

Abbildung 1: Schweizer Käse Modell (Quelle: pharmazeutische-zeitung.de)

Eine weitere Problematik stellt sich dadurch dar, dass viele Medikamente zu gewissen Zeitpunkten eingenommen werden sollten. So gibt es Medikamente, die eine bestimmte Zeit vor dem Essen eingenommen werden müssen, manche zum Essen und manche eine bestimmte Zeit nach dem Essen. Nur durch diese korrekte Gabe der Medikation ist die gewünschte Wirkung möglich. Die Krankenkassen wiederum, als Kostenträger der Leistungen der Behandlungspflege in der ambulanten Pflege, sind sehr darauf bedacht, so wenig „Einsätze" wie möglich bei einem Patienten zu haben, da jeder dieser Einsätze die Krankenkassen derzeit ca. 11 Euro kostet. In der Praxis ist oft festzustellen, dass die Krankenkassen nur einen Einsatz zur Medikamentenvergabe pro Tageszeit (morgens, mittags, abends) im Rahmen der Kostenübernahme genehmigen.

Die MADRIC – Studie verweist darauf, dass es bei Patienten mit neun und mehr Wirkstoffen in etwa 2,3 Mal so häufig eine ungewünschte Arzneimittelwirkung (UAW) auftritt, wie bei Menschen mit weniger Medikamenten (vgl. Wolf-Ostermann, Schmidt, Gräske 2016). Die Folgen dieser unerwünschten Arzneimittelwirkungen beliefen sich im Jahr 2012 in der Bunderepublik Deutschland auf 1,3 Milliarden Euro (vgl. Knoth 2012).

Ziel muss es also sein, Fehler soweit wie möglich auszumerzen, um die Lebensqualität der Menschen im Alter so hoch wie möglich zu halten. Um dieses Ziel zu erreichen, muss primär geschaut werden, warum entstehen Fehler in der Therapie und wie sind diese zu vermeiden?

Grundsätzlich ist festzuhalten, dass ein Großteil dieser Fehler durch folgende Ursachen entsteht: Übermüdung, Überlastung, Angst, Wissensüberfrachtung, Informationsdefizite, falsche Entscheidungen und Kommunikationsdefizite (vgl. Kantelhardt, Schnurrer 2009). Diese gilt es also, im Prozess der Arzneimitteltherapie zu identifizieren und mittels eines umfassenden, von allen Akteuren der Arzneimitteltherapie entwickelten und gelebten Konzeptes zu minimieren. Vor allem ist es dadurch möglich, Pflegekräfte in ihrer Tätigkeit zu stärken und diese dadurch dazu befähigen einen wichtigen Teil dieses Prozesses und Konzeptes darzustellen.

TEIL B: Methodisches Vorgehen

Im Rahmen der Recherche habe ich es zuerst mit der Abkürzung für Arzneimitteltherapiesicherheit versucht, der AMTS. Leider führte dies bei Care-Lit zu nicht nutzbaren Ergebnissen, da mir hier lediglich Artikel mit dem „Amt" (als Behörde) angeführt worden sind. Also habe ich den vollständigen Namen bzw. die Bezeichnung der Arzneimitteltherapiesicherheit genommen. Zur Schaffung eines Überblicks über die ersten Suchergebnisse habe ich jeweils die Kurzbeschreibungen der Artikel gelesen. Dadurch konnte ich die Suchergebnisse von 47 Fundstücken auf drei nutzbare Artikel reduzieren. Diese gefundenen Quellen helfen, die Darstellung des Problems zu untermauern. Im Rahmen der Ergebnisdarstellung jedoch, waren die vorliegenden Informationen nicht ausreichend. Nachteilig bei Care-Lit ist zu erwähnen, dass die Artikel bei Erwerb ca. 7 € kosten, was bei einer dauerhaften Nutzung sehr kostspielig wird.

Im weiteren Vorgehen habe ich den Begriff „Arzneimitteltherapiesicherheit" in die Suche bei Google eingegeben. Bei den angebotenen 21.600 Treffern war es natürlich nicht möglich, alle Treffer zu bewerten. Hier wurde aber eine Firma vorgeschlagen, die sich mit dem Thema beschäftigt. Auf deren Homepage wurden Referenzen angegeben, wodurch ich auf das Projekt „CariSave" gestoßen bin, welches sich ebenfalls mit dem Thema beschäftigt. In diesem Konzept konnte ich bereits Daten und Informationen finden, welche mir bei der Erstellung der Hausarbeit halfen. Ebenfalls wurden im Konzept mehrere Literaturhinweise gegeben, welche ich ebenfalls sichten konnte.

Durch die vorhandene Literatur fiel der Begriff der „Pharmakovigilanz" auf, welchen ich dann in weiteren Suchläufen in Vorträgen vom Bundesinstitut für Arzneimittel und Medizinprodukte gefunden habe. Durch die Bearbeitung von zwei Vorträgen sind mir dann erneute Quellen erschienen.

Des Weiteren habe ich mir eine Mind-Map angefertigt, um die Suchbegriffe für mich in einem weiteren Schritt zu ordnen. Weitere Suchbegriffe, die ich für mich identifizieren konnte, waren: „Drugsafety", „wirkstoffgleiches Teilen", „Pharmakodynamik", „Pharmakovigilanz",

„Pharmakogenetik", „bundeseinheitlicher Medikamentenplan" und „Gesunderhaltung der Patienten". Mit diesen zusätzlichen Suchbegriffen führte mich mein nächster Weg in die Universitätsbibliothek.

Mit Hilfe des Primo-Systems in der UB konnte ich weitere Quellen ausfindig machen, welche mir bei der Bearbeitung des Themas, meiner Hausarbeit, weiter helfen konnten.

Aber auch während des Schreibens der einzelnen Kapitel kam es immer wieder vor, dass ich merkte, hier fehlt mir noch weiterer Input, welcher wieder neue Suchbegriffe und daraus resultierende Quellen aufwarf.

Manche Quellen haben wir zwar inhaltlich im Rahmen meiner Begründung und Fortschreibung nicht zwingend weitergeholfen, dafür aber immer wieder Hinweise und Tipps für das weitere Vorgehen aufgezeigt. Daher sind nicht alle u.a. Quellen auch inhaltlich in der Hausarbeit erwähnt bzw. verarbeitet.

Der Prozess der Recherche zeichnete sich für mich so ab, dass ich mir am Anfang viele Gedanken über Suchbegriffe und Suchorte gemacht habe. Ich habe aber im weiteren Verlauf meiner Recherche feststellen müssen, dass dies nicht immer von Vorteil war. So war man teilweise eher festgefahren in dem, was man finden wollte. Im Verlauf lief daher die Recherche für mich einfacher und flüssiger, indem ich geschaut habe, wo stehe ich gerade und was und welcher Weg kann mir jetzt weiterhelfen, mein Ziel, welches ich mit dieser Hausarbeit verfolgen möchte, zu erreichen.

TEIL C: Darstellung der Ergebnisse

Durch den vorherrschenden demographischen Wandel ist die Gesellschaft in der Bundesrepublik Deutschland vor neue Herausforderungen gestellt. Die Lebenserwartung hat zugenommen und die Geburtenrate sinkt (vgl. Grözinger 2011). Gleichzeitig steigt die Anzahl der Menschen, die mehrere verordnende Ärzte haben und dadurch auch mehrere Medikamente einnehmen (vgl. Barmer 2016).

Problematisch stellt sich dar, dass vielen Krankenkassen, als Kostenträger der Versorgung von Patienten mit Medikamenten, das Problem der Arzneimitteltherapiesicherheit noch nicht präsent ist. Viele Kassen versuchen immer wieder, bei Einsatz eines ambulanten Pflegedienstes, die Patienten dahingehend zu steuern, dass die Medikamente jeweils für den ganzen Tag gestellt werden sollen oder noch schlimmer, für die ganze Woche im Voraus. Dadurch kommt es immer wieder zu unerwünschten Arzneimittelwirkungen (vgl. Wittebrock 2017). Nicht förderlich ist auch die Darstellung der Tätigkeiten in der ambulanten Pflege in bestimmter Fachliteratur. So ist teilweise in Fachliteratur zu lesen, dass ordnungsgemäßes Richten von Medikamenten zweckweise wochenweise geschehen soll (vgl. Döblele und Becker 2016). Gerade diese Aussagen machen es ambulanten Pflegediensten, welche sich ernsthaft mit dem Thema Arzneimitteltherapiesicherheit beschäftigen, schwierig, eine adäquate Aussage gegenüber den Kostenträgern zu tätigen und damit die Lebensqualität der Patienten hochzuhalten.

Wunsch ist es, die Lebensqualität bei Menschen im Seniorenalter, auf einem sehr hohen Niveau zu halten. Zur Steigerung der Lebensqualität tragen bei, dass der Senior, so lange wie möglich, ohne fremde Hilfe seinen Tagesablauf strukturieren und bewältigen kann. Er soll in seiner gewünschten Wohnform untergebracht sein. Zur Einschränkung der Lebensqualität kann es kommen, wenn er beispielsweise, eingeschränkt durch sein Krankheitsbild, Medikamente zu sich nehmen muss. Für viele alte Menschen kommt es durch die Einnahme von mehreren Präparaten zu einem subjektiven Gefühl der Krankheit, welches sich dann, auch ohne vorliegende Grunderkrankung, auf sein Stimmungsbild niederschlagen kann. Ebenfalls liegt eine Einschränkung der Lebensqualität vor, wenn der

Patient durch die Einnahme von Medikamenten, zu falschen Zeitpunkten oder in falscher Kombination, Nebenwirkungen erfahren muss, wie beispielsweise Schwindel, Übelkeit, etc. In schlimmeren Fällen kann es durch unerwünschte Arzneimittelwirkungen auch zu Stürzen kommen, nicht selten mit einer erheblichen Reduzierung des Allgemeinzustandes bis hin zur Immobilität, in Folge von Frakturen oder Blutungen. Dies bedeutet, in Folge des Ereignisses, erhebliche Mehrkosten für das Gesundheitssystem und im Zweifelsfall hohe Zuzahlungen des Patienten, um seine weitere medizinische und pflegerische Versorgung sicherzustellen.

Als Frage stellt sich daher nun, was ist zu tun? Primär sollte sich hier der Prozess der Arzneimittelversorgung und -vergabe angeschaut werden. Zuständig, da er die Therapiehoheit besitzt, ist in erster Instanz der verordnende Arzt. Dieser verschreibt dem Patienten, je nach Symptomatik und Erkrankung, eine bestimmte medikamentöse Therapie. Der Patient löst dieses Rezept nun in der Apotheke ein und bekommt sein Medikament ausgehändigt. Im Falle der Versorgung durch einen ambulanten Pflegedienst vergibt dieser, durch eine entsprechend ausgebildete und dadurch legitimierte Kraft, das Medikament bzw. die Medikamente zu den vorgegebenen Einnahmezeitpunkten an den Patienten. Zu erkennen ist hier also schon ein multiprofessioneller Prozess, welcher oftmals ungelenkt abläuft.

Mit Einführung des bundeseinheitlichen Medikamentenplanes im Oktober 2017 hat der Staat jedem Patienten ein Recht auf diesen eingeräumt, wenn er mehr als drei unterschiedliche Präparate einnimmt. Die Zuständigkeit und die Möglichkeit, dieses abzurechnen, liegt beim Hausarzt. In der Praxis ist jedoch festzustellen, dass diese Pläne oftmals unvollständig sind. Beispielsweise fehlen hier die Medikamente der anderen verordnenden Ärzte, aber auch die Eigenmedikation des Patienten. Viele Patienten sehen nicht die Notwendigkeit, ihren Arzt über eine solche Selbstmedikation zu informieren. Hierbei handelt es sich sehr häufig um nicht verschreibungspflichtige Arzneimittel oder auch freiverkäufliche Arznei- bzw. Nährungsergänzungsmittel. Die Einnahme dieser Präparate läuft oftmals auch ohne Kenntnis des ambulanten

Pflegedienstes, da dieser die Medikamente natürlich nur verabreichen darf, wenn der Arzt dies auf dem entsprechenden Medikamentenplan anordnet. Der Apotheker hat hier noch die beste Möglichkeit, einen Überblick über die Arzneimittel des Patienten zu wahren, da er, wenn kein „Apotheken-Hopping" betrieben wird, alle Medikamente des Patienten in der Übersicht, beispielweise durch Hinterlegung in einem Kundenkonto, hat.

Bates hat in seiner Studie dargestellt, wo die größte Fehlerquote liegt.

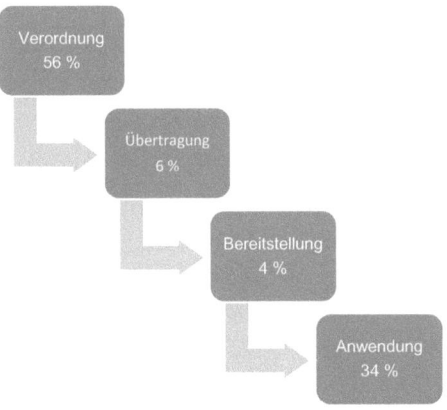

Abbildung 2 Prozessebenen in der Arzneimittelversorgung (modifiziert nach Bates)

Die häufigsten Fehler entstehen also in der Verordnung der Medikation und in der Anwendung (vgl. Bates, 1995). Hier sollte es daher einen Rückkopplungsmechanismus im Prozess geben, der dies verhindern kann.

Die Apotheke hat den gesetzlichen Auftrag der „Sicherstellung der Arzneimittelversorgung für die Bevölkerung". Dieser Auftrag alleine reicht aber im Rahmen der Arzneimitteltherapiesicherheit nicht mehr aus. Vielmehr ist der Apotheker die Schnittstelle zwischen Arzt, Patient und Verabreichendem.

Problematisch stellt sich in diesem Wunsch aber dar, dass die Grundinitiative vom Pflegedienst ausgeht. Dieser hat durch die Verordnung des Arztes den Auftrag, die Medikamenteneinnahme des Patienten sach- und fachgerecht sicherzustellen. Leider stehen die ambulanten Dienste aber oftmals vor der Problematik der Refinanzierung der Arzneimitteltherapiesicherheit. Die Kassen vergüten, in der Regel, gleich. Egal, ob ein Pflegedienst sich mit dem Thema der AMTS auseinandersetzt oder nicht. Die Vergütung wird jeweils auf Landesebene durch die Arbeitsgemeinschaften der Verbände mit den Kassen verhandelt. Derzeit sind folgende Vergütungen vereinbart:

Leistungsgruppe	Qualifikation / Aufwand	Preis für eine Person	Preis für einen Mehrpersonen- haushalt
1	Gewisse Qualifikation Gewisser Zeitaufwand	10,54 €	8,43 €
2	Höhere Qualifikation Höherer Zeitaufwand	10,97 €	8,78 €
3	Hohe Qualifikation Hoher Zeitaufwand	14,19 €	11,35 €
4	Sehr hohe Qualifikation Sehr hoher Zeitaufwand	18,86 €	15,09 €

Tabelle 1 Darstellung der Vergütungsstruktur (eigene Darstellung)

Die Medikamentengabe, als auch die s.c. Injektion von Insulinen, gelten als Leistungsgruppe 1. Das Stellen der Medikation in einem Wochendispenser gilt als Leistungsgruppe 3. Oftmals liegt hier also ein wirtschaftliches Ziel der Krankenkassen vor, welche stetig überprüfen, ob der Patient seine Medikation nicht in einem Wochendispenser erhalten und selbständig einnehmen kann. Der Blick auf die Arzneimitteltherapiesicherheit ist dadurch nur selten gegeben. Letztendlich kann der Patient nicht feststellen, ob er die richtige Medikation einnimmt, da viele Tabletten gleich aussehen. Die Pflegedienste sind wiederum dazu verpflichtet sicherzustellen, dass der Patient die Medikamente zum richtigen Zeitpunkt einnimmt. Dies sogar in Bezug darauf, ob die Medikation vor, zu oder nach der Mahlzeit eingenommen werden sollte. Daher sollte man immer jeden Fall, bei jedem Patienten genau prüfen und hier den Dialog zum verordnenden Arzt und zur Krankenkasse, als Kostenträger der Leistung, suchen. Wichtig ist, dass der Patient im

Mittelpunkt steht und durch eine individuelle, zielgerichtete Arzneimitteltherapie mehr Lebensqualität erfahren soll.

Im Rahmen des Prozesses stellt sich neben der Frage der verordneten Therapie immer wieder die Frage der Selbsttherapie des Patienten. Viele Patienten halten eine „Hausapotheke" vor, um nicht für jede vorliegende Symptomatik, z.B. Kopfschmerzen, Durchfälle, etc., einen Arzt aufsuchen zu müssen. Gerade in den modernen Medien, Internet und Social Media wird vermehrt für Medikamente geworben. Dies stellt die Arzneimitteltherapie ebenfalls vor Herausforderungen. Generelle Selbstmedikation kann schon zu ungewünschten Arzneimittelwirkungen mit der bestehenden Medikation führen. Als Beispiel ist hier Johanniskraut zu nennen, was viele Patienten als unkritisch einstufen, es aber zu verheerenden Nebenwirkungen mit anderen Arzneimitteln führen kann. Oft wird online auch für Medikamente im Rahmen eines „Off-Label-Use" geworben, d.h. das Medikament eine Zulassung für eine bestimmte Therapie, wirkt aber auch auf andere Systeme (vgl. Voit, 2013). Prominentes Beispiel ist Viagra. Es wurde primär zur Reduktion der pulmonalen Hypertonie entwickelt und freigegeben. Als Nebenwirkung fiel eine erhöhte Potenz auf. Bis Viagra die Zulassung als Potenzmittel hatte, galt auch hier der „Off-Label-Use" als Standard.

Die nächste Problematik ist das Teilen von Medikamenten. Ärzte verordnen häufig eine höhere Dosierung, um ihr Budget zu schonen. Beispielsweise soll der Patient täglich eine Tablette Metoprolol 50 mg einnehmen. Der Arzt verordnet Metoprolol 100 mg und sagt dem Patienten, er solle täglich eine halbe Tablette einnehmen. So muss der Arzt nur die Hälfte an Medikamenten verschreiben und schont damit sein Budget. Dabei muss beachtet werden, dass nicht jede Tablette wirkstoffgleich geteilt werden kann, d.h. der Hersteller gibt keine Garantie dafür, dass, wenn die Tablette geteilt wird, sich auf jeder Hälfte der Tablette die gleiche Menge an Wirkstoff befindet. Trügerisch ist dabei oft die Kerbe in der Tablette, diese verleitet zum Teilen der Medikation, obwohl sie in vielen Fällen nur produktionsbedingt vorhanden ist.

Bereits seit langer Zeit wurden Mechanismen überlegt und durchgeführt, um die Sicherheit des Patienten und damit die Lebensqualität zu sichern und zu verbessern. In der Pflege hatte man viele Jahre die sog. „5-R-Regel" (vgl. Menche, 2001). Diese fünf „R" lauteten:

- o Richtiger Patient
- o Richtiges Arzneimittel
- o Richtige Dosierung
- o Richtige Applikationsart
- o Richtiger Zeitpunkt

Trotz dieser Regel kam es immer wieder zu Zwischenfällen in Zusammenhang mit der Vergabe und Einnahme der Medikation. Oftmals wurden die Arzneimittel zwar dem richtigen Patienten zugeführt, aber die Verabreichenden haben nicht richtig auf die Packung geschaut und diese mit dem Medikamentenplan abgeglichen. So kam es oftmals zur Überdosierung durch die o.g. Problematik mit dem, was der Arzt auf den Medikamentenplan schreibt und was er rezeptiert. Häufig wurden auch Fälle dokumentiert, in denen es zur falschen Applikationsart kam. Beispielsweise stellte sich oftmals die Frage, ob Vaginaltabletten oral appliziert werden oder vaginal eingelegt werden (vgl. Kandelhardt, 2009).

Daher empfiehlt Wittebrock in seinem Konzept zur Arzneimitteltherapiesicherheit die 10 – R – Regel (vgl. Wittebrock, 2017):

1. Richtiger Patient
2. Richtiger Wirkstoff / Medikament
3. Richtige Dosis
4. Richtige Applikationsform
5. Richtiger Zeitpunkt
6. Richtige Anwendungsdauer
7. Richtige Aufbewahrung
8. Richtiges Risikomanagement
9. Richtige Dokumentation
10. Richtige Entsorgung

Durch diese Erweiterung der standardisierten Regel wird der Sicherheit des Patienten im Rahmen seiner Arzneimitteltherapie und damit letztendlich der Steigerung seiner Lebensqualität eine weitaus größere Rolle zugeteilt, als es in der bisherigen Fachliteratur der Fall war.

Auch viele Unternehmen haben sich der Frage der Arzneimitteltherapiesicherheit angenommen und Hilfsmittel erfunden. Ein Beispiel ist der „MediFalter" (vgl. Grözinger, 2011).

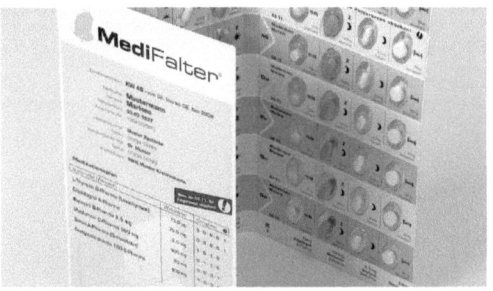

Im „MediFalter" wurden die Tabletten für den Patienten für eine Woche vorgeblistert. Ebenfalls war dort ein Medikamentenplan abgedruckt. Dieses System verhalf dadurch zu einer schon deutlich verbesserten Arzneimitteltherapiesicherheit im Vergleich zu einer Wochendosette, da die Medikamente hier einzeln verpackt waren und es somit nicht zu Abrieb zweier Tabletten aneinander komme konnte. Die großen Nachteile des Systems waren zum einen die Kosten, da es sich jeweils um eine individuelle Produktion für jeden einzelnen Patienten handelte. Gab es eine Änderung am Medikamentenplan, so musste man den kompletten „MediFalter" erneuern, da aus der Verpackung nicht mehr hervorging, welche Tablette sich an welcher Stelle befand. Zum anderen, dass die Medikamente vorher aus der Originalverpackung gelöst werden mussten. Dadurch begann der Prozess der Oxidation. Der letzte nachteilige Punkt war, dass die Medikamente nun nicht mehr lichtgeschützt waren. Im Jahre 2013 wurde, aufgrund der o.g. Faktoren, die Produktion und der Vertrieb des „MediFalter" eingestellt.

Viele Systeme tummelten sich fortan auf dem Markt und warben damit, dass sie doch der beste Anbieter für Arzneimitteltherapiesicherheit seien. Wenige konnten sich auf dem Markt durchsetzen. Einer der größten Anbieter in Deutschland ist derzeit die Firma „MediTimer" mit dem gleichnamigen Produkt. Es gibt den „MediTimer" sowohl in einer Version für den stationären Rahmen, als auch in einer Version für den ambulanten Bereich. Mit dem „MediTimer" wurden die o.a. Probleme des „MediFalter" komplett ausgemerzt. Das Produkt ist jederzeit neu befüllbar und bewahrt die Medikamente in der Originalverpackung auf. Die Kosten belaufen sich einmalig auf ca. 30€.

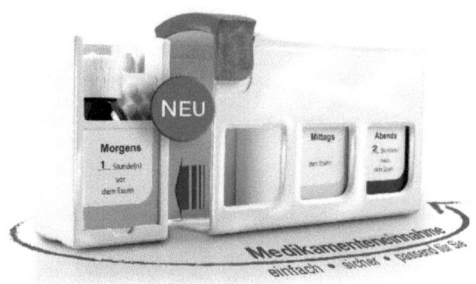

Abbildung 4 MediTimer (http://www.han-online.com/produkte/shop/0/0/medikamentendosierer-meditimerR-3er-basis-modul-medikamentendosierer-meditimerR-3er-basis-modul-weiss/)

Der „MediTimer" kann jederzeit nach den Bedürfnissen des Patienten erweitert werden. Er bietet Platz für alle, derzeit auf dem deutschen Markt vorhandenen Größen an Medikamenten. Durch die individuelle Beschriftung inkl. eines Farbleitsystems, angelehnt auf die Lichtphasen des Tages, kann so die patientenorientierte und -zentrierte Zuteilung der Medikamente erfolgen.

Nun hat man auf der einen Seite ein System gefunden, was dem Verabreichenden eine Hilfestellung darbietet, wodurch diese Sicherheit auch auf den Patienten übergeht. Dies alleine reicht aber nicht vor Ort.

Ein weiterer wichtiger Punkt ist die Aufklärung des Patienten (vgl. Knoth, 2012). Nur ein aufgeklärter und am System beteiligter Patient ist bereit, die Umstellung, beispielsweise der Einnahmezeitpunkte in Bezug zu den Mahlzeiten, oder eine neue „Box" für seine Medikamente, zu akzeptieren und zu tolerieren.

TEIL D: Diskussion

Im Rahmen der Hausarbeit sind viele Dinge aufgefallen und angesprochen worden, die für die Arzneimitteltherapiesicherheit wichtig sind. Wichtig ist immer, dass alle am Prozess beteiligten Akteure an einem Strang ziehen. Beginnend beim Arzt, über den Apotheker, dem Pflegedienst, bis hin zum Patienten, dem all diese Maßnahmen zugutekommen sollen. Gerade durch den demographischen Wandel ist es wichtig, die Versorgungskosten im Gesundheitswesen auf einen überschaubaren Level zu halten. Oftmals kommt es zu hohen Kosten und auch Folgekosten durch unerwünschte Arzneimittelwirkungen. Es ist klar, dass die Lebensqualität des Seniors, der seinen Lebensabend damit verbringt, sich von Operation zu Operation und von Rehabilitationsmaßnahme zu Rehabilitationsmaßnahme zu pendeln, nicht den Standard hat, den er sich vorher vorgestellt hat.

Daher sollte bei allen Bemühungen im Bereich der Arzneimitteltherapiesicherheit der Patient im Mittelpunkt stehen. Als problematisch zeigt sich aber immer wieder die Vergütung der Leistungen. Hier kann man nur hoffen, dass mehr ambulante Pflegedienste die Ideale ihrer Mitarbeiter verfolgen und sich dem Konzept anschließen. Nur durch ein gemeinsames Auftreten mehrerer Anbieter ambulanter Pflege ist hier die Möglichkeit gegeben, auf Seiten der Kostenträger, also der Krankenkassen, den Druck zu erhöhen und Pflegedienste, die sich mit Arzneimitteltherapiesicherheit auseinander setzen, besser für ihre Leistungen zu vergüten. Die Praxis zeigt, dass die Kostenträger sich dieser Problematik nicht bewusst sind. Im Rahmen meiner Recherche bin ich auf Pflegedienste gestoßen, die sogar ihre Mitarbeiter weiterbilden zu sog. Arzneimittelbeauftragten. Dieses ideelle Verhalten ist sehr zu begrüßen. Durch eine solche Wertschätzung der Mitarbeiter wird die Wertschöpfung des Prozesses weiter vorangetrieben. Gerade Pflegekräfte bekommen dadurch auch eine höhere Stellung im Gesamtkonzept der Patientenversorgung mit Arzneimitteln. Eine Stellung, die vor 10 Jahren noch undenkbar war. Damals stand Pflege als reiner ärztlicher Hilfsberuf dar, welcher sich eigenständig nur mit der Grundpflege von Patienten beschäftigen sollte.

Die Zeichen der Zeit drehen sich also aus Sicht der Pflegenden, aber auch vor allem aus Sicht der Patienten, im Rahmen der Arzneimitteltherapiesicherheit in die richtige Richtung.

Die, in der Einleitung beschriebene, Problematik konnte im Rahmen der Hausarbeit nicht widerlegt werden. Es zeigte sich aber, dass die Problematik durchaus bei vielen Akteuren im Gesundheitswesen bekannt und als veränderungswürdig eingestuft wird. Es gibt bereits gute Überlegungen, wie man das Thema voran treiben kann. Unternehmen, Apotheken und Pflegedienste haben sich in manchen Bereichen zu Projekten und Vereinen zusammengeschlossen, um das Thema zu behandeln. Dennoch stellt sich gerade die Einbindung der Ärzte als große Herausforderung dar, da gerade Ärzte oft das Gefühl haben, man möchte sich in ihre Therapie „einmischen". Bei Ärzten stellt sich oft die Frage der Finanzierung in einem solchen System. Daher ist hier ein Umdenken derselben mehr als notwendig.

Die Erhaltung bzw. Steigerung der Lebensqualität des Menschen im Alter, ist also als Ziel realisierbar. Besonders die Pflegekräfte der ambulanten Dienste tragen einen großen Teil dazu bei. Abgesehen von der Arzneimitteltherapiesicherheit stellen sie oft das Bindeglied zwischen Patient und Außenwelt dar. Sie sind Problemlöser, Kontaktperson, Tröster und Helfer.

Resümee

Bei der Erstellung der Hausarbeit konnte ich auf der einen Seite viele Aspekte erfassen und aufnehmen, die mich in der Arbeit als Pflegedienstleiter, im Umgang mit dem Thema der Arzneimitteltherapiesicherheit, weiter bringen.

Auf der anderen Seite hat sie mir geholfen, mich mit der wissenschaftlichen Recherche zu beschäftigen. Der Umgang mit den verschiedenen Suchmedien und Suchsystemen, die Eingrenzung von Suchbegriffen und die Recherche in der gefundenen Literatur, haben mir geholfen, mich auf weitere Hausarbeiten vorzubereiten, Wege aufgezeigt, wie man sich wissenschaftliche Fachliteratur beschaffen kann und zielgerichtet die Informationen erhält, die wichtig für die Erreichung des

Zieles sind. Ebenfalls konnte ich feststellen, dass nicht immer nur die einzelnen Fachartikel wichtig sind, da oftmals auch Verweise und Quellenangaben in der jeweiligen Literatur mir geholfen haben.

Literaturverzeichnis

Barmer GEK. (2016). *Arzneimittelreport: Analysen zur Arzneimitteltherapie und Arzneimitteltherapiesicherheit.* Siegburg: Asgard Verlagsservice GmbH.

Bates, D. W. (1995). *Incidence of adverse drug events and potential adverse drug events. Implications for prevention.* JAMA.

Döbele, M., & Becker, U. (2016). *Ambulante Pflege von A bis Z.* Berlin, Heidelberg: Springer Berlin Heidelberg.

Dwenger, D. A. (12. 04 2015). *Aktionsplan Arzneimitteltherapiesicherheit.* Von Bundesministerium für Gesundheit: www.bfarm.de abgerufen

Grözinger, T., & Strub, N. (2011). Das Modell MediFalter: Für mehr Arzneimitteltherapiesicherheit (AMTS). Der Weg zur verbesserten Arzneimittelversorgung chronisch kranker Menschen. In V. E. Amelung, S. Eble, & H. Hildebrandt, *Innovatives Versorgungsmanagement* (S. 479-486). Berlin: Medizinisch Wissenschaftliche Verlagsgesellschaft.

Kantelhardt, P., & Schnurrer, J. (2 2009). Die Arzneimitteltherapiesicherheit erhöhen. *Die Schwester / Der Pfleger*, S. 134-138.

Kirch, W. (2012). *Prävention und Versorgung.* Stuttgart: Thieme.

Knoth, H. (12 2012). Sicher durch den Medikamentendschungel. *Führen und wirtschaften im Krankenhaus*, 74-80.

Oberhänsli, W., & Seiler, R. (2011). Vom Arzneimitteldistributor zum strategischen Versorgungspartner - Die Bedeutung von Kundenorientierung und Convenience für eine effiziente Arzneimittelversorgung. In V. E. Amelung, S. Eble, & H. Hildebrandt, *Innovatives Versorgungsmanagement* (S. 467-477). Berlin: Medizinisch Wissenschaftliche Verlagsgesellschaft.

Paeschke, D. N. (26. 02 2016). *Medikationsfehler als neue Herausforderung für die Pharmakovigilanz.* Von Bundesinstitut für Arzneimittel und Medizinprodukte: www.bfarm.de abgerufen

Rahmenvertrag §§ 132, 132a SGB V. (2017).

Voit, W., & Barth, D. (2013). *Kommunikation und Transparenz im Gesundheitswesen.* Baden-Baden: Nomos Verlagsgesellschaft.

Wittebrock, M. (2017). *„PROJEKT CARISAVE" - Ein Konzept zur interdisziplinären Gewährleistung der Arzneimitteltherapiesicherheit – AMTS in der ambulanten Pflege* (2. Ausg.). Essen: Eigenverlag. Von www.projekt-carisave.de abgerufen

Wolf-Ostermann, K., Schmidt, A., & Gräske, J. (7/8 2016). Arzneimitteltherapiesicherheit in Einrichtungen der stationären Langzeitpflege - Erste Ergebnisse der MADRIC-Studie. *Pflegewissenschaft*, S. 398-410.

Abbildungsverzeichnis

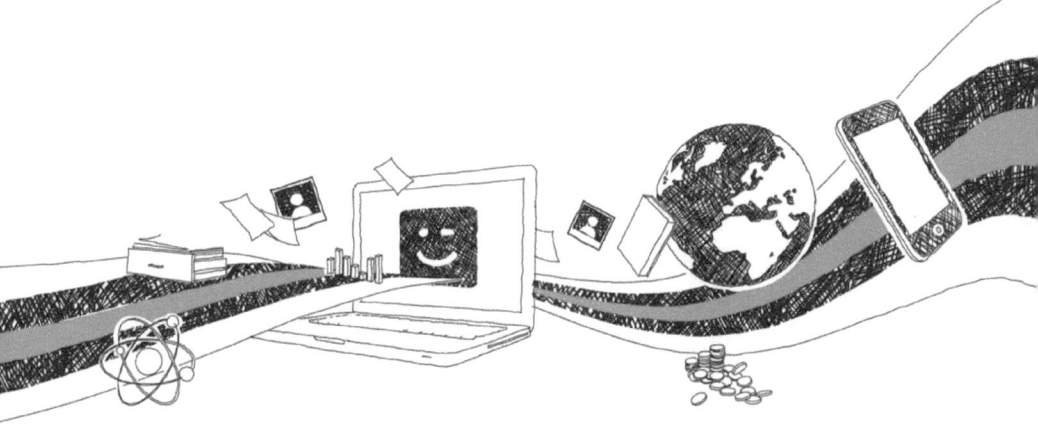
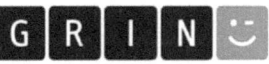